AF329256

Dr J.-H. St-CLAIR

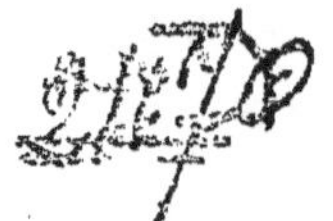

COMMENT TRAITER

LES VICES DU SANG

ANÉMIE   LYMPHATISME
CHLOROSE   SCROFULE

LES MALADIES DE LA PEAU

DÉMANGEAISONS   ECZÉMA   URTIQUAIRE
DARTRES   IMPÉTIGO   MASQUE DE GROSSESSE
ACNÉ   HERPÈS   VERRUES
COUPEROSE   ZONA   LOUPES

LES " POUSSÉES " D'HUMEUR

ABCÈS   PANARIS
FURONCLES   TUMEURS

LES PETITS MAUX ACCIDENTELS

INSOLATIONS   BRULURES
CONTUSIONS   MORSURES
COUPURES   ENTORSES
PIQURES d'INSECTES   GERÇURES

LES " AFFECTIONS " DES PIEDS

ENFLURE   TRANSPIRATION
FATIGUE   ONGLE INCARNÉ

Bibliothèque « Vie Pratique »

ÉDITIONS PRATIQUES ET DOCUMENTAIRES
PARIS

LES EDITIONS PRATIQUES ET DOCUMENTAIRES
56, rue d'Aboukir. — PARIS

Cours Professionnel

VICTORIA

Le Cours Professionnel *Victoria* se compose de leçons. Ces leçons sont pratiques, c'est-à-dire qu'elles ne comportent aucun développement inutile et qu'elles ont toutes un but précis, défini, et de nature à procurer quelque avantage au lecteur. Elles sont constituées le plus souvent par une suite de formules ou de préceptes d'une rédaction simple et d'un style bref, portant au maximum l'utilité tirée du sujet traité.

Dans chaque leçon, il peut être tenu compte du point de vue spécial d'un correspondant, si celui-ci précise son cas et si la direction du Cours le juge à propos, sans obligation d'ailleurs à cet égard, le Cours comportant des leçons et non des consultations. En raison des modifications qui peuvent ainsi leur être apportées, la plupart des leçons ne sont pas imprimées d'avance. Elles sont tirées, au moment de la demande qui en est faite, au moyen d'appareils à impression rapide.

Si vous voulez la liste complète des excellentes leçons du Cours Victoria et les détails techniques relatifs à chacune d'elles, adressez une demande aux « Editions Pratiques et Documentaires », 56, rue d'Aboukir, Paris. Joindre 0 fr. 15 pour les frais d'envoi.

Des Remèdes simples et efficaces dans le traitement des Vices du Sang, des Maladies de la Peau.

Les Vices du Sang : l'Anémie, le Régime alimentaire des anémiques, Préparations toniques; la Chlorose; le Lymphatisme, ses manifestations; la Scrofule, comment on doit soigner les scrofuleux.

Les Maladies de la Peau : le Régime que doivent suivre les gens prédisposés à ces maladies; les Démangeaisons; les Dartres; l'Acné sébacé; comment faire disparaître les boutons du visage; la Couperose, comment l'éviter; l'Eczéma, traitement; l'Impétigo; l'Herpès; le Zona; l'Urticaire; le Masque de Grossesse; les Verrues; les Loupes, quelques plantes qui peuvent les faire disparaître; le Goître.

LES VICES DU SANG

L'anémie, la chlorose, la scrofule, le lymphatisme sont des maladies caractérisées par une moins value du sang, que celle-ci tienne à l. diminution du nombre des globules rouges ou à l'altération de l'hémoglobine. Elles sont accompagnées de manifestations nerveuses plus ou moins caractérisées et de troubles des organes viscéraux et abdominaux. Le traitement de ces maladies comprenant en grande partie des stimulants sous forme de frictions, indiquons, avant l'étude particulière de chaque affection, une formule excellente qui rendra des services dans la plupart des cas : eau de Cologne, 240 gr. ; eau de lavande, 240 gr. ; baume de Fioraventi, 20 gr. ; essence de verveine, 20 gr.

Voici également l'indication de quelques dépuratifs : 200 gr. d'un mélange à parties égales de fraisier, bardane, chicorée sauvage, salsepareille, chiendent, houblon, pensée sauvage, en décoction dans 2 litres d'eau. Dose : 1 à 4 verres par jour

Le sulfate de soude doit aussi être regardé comme un dépuratif très actif. On l'administre, à raison de 6 à 7 gr. par jour, le matin, à jeun.

Anémie. — Etat général qui peut tenir, soit à la rareté des globules rouges du sang, soit à leur altération. Il est consécutif aux hémorragies prolongées, aux fièvres, aux maladies infectieuses ou chroniques qui ont été suivies d'une longue déperdition de forces.

Pour traiter l'anémie de façon utile, il faut tout d'abord adopter une bonne hygiène : vie le plus possible au grand air, promenades, sports peu fatigants ; adopter ensuite une alimentation reconstituante, en insistant sur les aliments suivants : lait, pain de seigle, viande de cheval, volaille, jambon, jaunes d'œufs, haricots blancs, pois, avoine, lentilles, des biscuits, de la pâtisserie, du vin rouge, de la bière. Préparer de la poudre de viande, des potages nourrissants (1).

Donner à l'anémique des tisanes amères et préparer un excellent vin fortifiant de la façon suivante : dans 2 litres de vin, blanc ou rouge, laisser macérer, pendant une huitaine de jours : 50 gr. de sommités d'ortie ; 50 gr. d'écorce de saule blanc ; 50 gr. d'écorces d'oranges amères ; 120 gr. de racines de gentiane. Un verre à Bordeaux de ce vin, pris au début des repas, est très salutaire.

Chlorose. — C'est l'anémie arrivée à son point extrême ; elle se rencontre le plus fréquemment chez les jeunes filles à l'âge de la formation ; la peau prend une teinte cireuse, les paupières sont bouffies et le dessous des yeux

---

(1) Pour la préparation de ces mets reconstituants et fortifiants, nos lecteurs devront consulter « *Les Régimes et la préparation de leurs Aliments* » par M. A. Gillin. Ce volume est envoyé franco contre 0 fr. 35, adressés aux Editions Pratiques et Documentaires, 56, rue d'Aboukir. Paris.

d'une transparence bleutée ; la malade n'a plus d'appétit,
ses digestions deviennent difficiles, la constipation
accompagne tous ces troubles qui sont aggravés encore
par une extrême nervosité ; les règles, si elles ne sont pas
totalement supprimées, comme il arrive souvent, sont
irrégulières et très douloureuses.

Appliquer à la malade le traitement hygiénique que
nous donnons pour l'anémique, en ayant soin de graduer
les promenades et les exercices, de façon à ne pas l'épuiser;
lui faire prendre des ferrugineux et des toniques ;
pour ces derniers, voici une recette excellente et simple
qui sera donnée avec profit : dans 2 litres d'excellent vin
rouge, mettez infuser : 50 gr. de véronique mâle ; 40 gr. de
marrube ; 15 gr. de racines de raifort ; 15 gr. de racines
de fraisier ; 10 gr. de columbo.

Lymphatisme. — Ce n'est pas une maladie se traduisant
par des accès, c'est un état qui se rencontre chez la plupart des enfants nés de parents très anémiés ou tuber-
culeux ; c'est une pauvreté du sang qui se manifeste par
des maux de gorge, des maux d'oreilles, des glandes,
de la carie dentaire etc. ; on reconnaît les lymphatiques
à la blancheur de la peau, à la bouffissure du visage, à une
nonchalance générale dans l'attitude et dans le « ren-
dement » social. Soigner l'état général par un traitement
que le docteur indiquera pour chaque cas particulier ;
apporter un soin extrême aux diverses manifestations
du lymphatisme dont nous avons parlé plus haut, en ne
négligeant aucun de ces petits maux révélateurs.

Préparer un sirop renfermant : 200 gr. de sirop de
quinquina ; 200 gr. de sirop de rhubarbe ; 200 gr. de sirop
de raifort ; 15 gr. de teinture de gentiane.

Scrofule. — C'est un affaiblissement de la vitalité, le
plus souvent d'origine héréditaire et quelquefois acquis.
Les enfants scrofuleux sont gros, « bouffis », leur chair
est pâle et molle, ils sont impressionnables, très sujets aux
troubles digestifs et intestinaux. La scrofule peut être la-
tente très longtemps dans l'organisme ; quand elle apparaît,

c'est sous forme de maladies de la peau (eczéma, lupus), d'engorgements ganglionaires au cou, aux aines, aux bronches.

Il faut aux scrofuleux beaucoup d'air et d'exercice, une habitation salubre, une nourriture tonique ; leur faire prendre de l'huile de foie de morue, des préparations phosphatées, des tisanes de noyer, de raifort, de chiendent, de racines de fougère. Quand un engorgement ganglionaire commence à se former, sous forme d'abcès froid, appliquer des cataplasmes, obtenus en faisant cuire dans du beurre des feuilles fraîches de lierre terrestre.

LES MALADIES DE LA PEAU

Les maladies de la peau ont leur origine, le plus généralement, dans certains états internes comme le lymphatisme, la scrofule, le diabète etc.

Une autre cause, la plus fréquente après l'existence d'états maladifs caractérisés, se trouve dans les écarts de régime quels qu'ils soient (abus ou mauvaise qualité des aliments). Les mauvaises digestions produisent une congestion du visage bientôt suivie, si le sujet est prédisposé, d'eczéma, ou d'acné.

Le manque d'exercice aussi bien que le surmenage provoquent également des affections de la peau. Quelque forme que prennent celles-ci, elles doivent entraîner l'observance d'un régime doux, une alimentation de laquelle seront proscrits : toutes les viandes noires, les gibiers faisandés, la charcuterie, le lard, la graisse et le beurre rances, les poissons, s'ils ne sont pas d'une fraîcheur absolue, les fritures, les fromages « faits », les fruits acides : fraises, framboises etc., le poivre, le piment, tous les condiments et les boissons alcoolisées.

Démangeaisons. — Elles découlent de diverses causes, mais l'irritation qu'elles causent à l'épiderme produit des rougeurs à la peau ; on emploie avec succès contre elles les badigeonnages avec une solution de gélatine dans l'eau, les applications de vaseline boriquée, les lotions avec du vin de sauge.

Dartres. — La pommade préparée en faisant cuire des feuilles de sauge séchées et pulvérisées (une cuillerée) dans du beurre (100 gr.) est, contre les dartres, d'une efficacité éprouvée. L'huile de bruyère obtenue par macération des fleurs de cette plante dans l'huile d'olive, n'est pas moins salutaire. Le mélange de : glycérolé d'amidon : 100 gr., soufre précipité : 10 gr., eau de Cologne : 50 gr., a produit aussi de nombreuses guérisons. Les compresses imbibées de suc de patience ou d'orme sont recommandées contre les dartres vives. Il en est de même des infusions de saponaire, de fumeterre et de bardane. Un régime doux et une alimentation rafraîchissante complètent le traitement.

Acné. — Sous la forme d'*acné sébacé*, il existe en général chez les personnes jeunes dont la peau est grasse ; il se manifeste par des boutons qui apparaissent le plus souvent sur le visage et la poitrine.

Un mélange, à parties égales, de sucre pulvérisé, de pulpe de coloquinte également réduite en poudre, de soufre et d'huile d'amandes douces, se montre très efficace contre les boutons du visage. De même, les lotions avec l'eau de sauge, de mouron, de cerfeuil, de bardane, de persil, sont excellentes surtout si l'on prend soin d'éviter les mets échauffants et de veiller au bon fonctionnement de l'intestin en luttant contre la constipation.

Sous la forme d'*acné rosacé ou couperose* cette maladie de la peau existe au contraire, chez les femmes qui ont atteint la période de la ménopause ; des traînées violacées apparaissent sur la peau du visage dont les veines se dilatent, bientôt c'est une véritable varicosité qui défigure. Veiller à la bonne circulation du sang et l'aider par des massages et des frictions sur le corps avec un vinaigre de toilette, de l'eau de Cologne, de l'alcoolat de lavande ; prendre, également pour la bonne circulation du sang, de la teinture d'hamamelis Virginica, 20 gouttes par jour, combattre la constipation et observer attentivement son alimentation pour en proscrire tous les mets échauffants que nous indiquons dans notre court préambule sur les maladies de la peau en général.

Eczéma. — La plus fréquente des maladies de peau ; elle existe chez l'enfant aussi bien que chez l'adulte, et, si le tempérament est pour beaucoup dans sa formation, l'alimentation en excès ou de mauvaise qualité y contribue, pour une grande part. L'eczéma se déclare en général au visage, au pli des jointures ; c'est d'abord une rougeur accompagnée de démangeaisons, puis des vésicules rapprochées ; quand ces derniers crèvent, le liquide qu'elles contiennent s'épanche et il reste, à la période de dessèchement, des croûtes, sous lesquelles séjourne encore du pus.

Traitement : Éviter les charcuteries et les alcools ; au début, poudrer les parties atteintes avec de l'amidon ou employer en onctions une pommade renfermant : lanoline : 10 gr. ; huile de cade : 1 gr. 25 ; baume du Pérou : 50 cgr. ; ichtyol : 50 cgr. Pendant la période de suintement, lotions ou compresses de tisane de graine de lin, d'écorce d'orme, de pépins de coings, de saponaire ; cataplasmes de farine d'orge. Pendant la dernière période applications de liniment oléo-calcaire et de taffetas gommé. Boire beaucoup de tisanes émollentes, diurétiques et dépuratives.

Impetigo. — (croûtes de lait, dartres croûteuses) se manifeste chez les enfants à la suite d'une intoxication provoquée par l'abondance des aliments ; la peau de la tête et du visage se couvre dans une première période de boutons à liquide purulent, puis de croûtes jaunâtres. Trop de parents ignorants croient encore au préjugé, qui veut que ce soit un signe de santé, alors qu'en réalité c'est un eczéma. Donner à l'enfant une alimentation légère, surveiller l'intestin en combattant la constipation par de petits lavements d'eau de lin ; ne pas arracher les croûtes et les enduire le soir de vaseline, elles tomberont d'elles-mêmes.

Herpès. — Maladie de la peau due en grande partie au mauvais fonctionnement de l'intestin ; c'est une éruption, qui laisse après elle des croûtes et qui se manifeste surtout au visage, aux lèvres. Surveiller l'intestin, écarter de son régime tous les aliments échauffants : charcuterie, gibier, etc. ; mettre sur la partie malade une pommade composée de : acide borique : 10 gr. ; lanoline : 15 gr. ; vaseline : 15 gr. ; oxyde de zinc : 6 gr. (Professeur Audry).

Zona, appelé vulgairement feu de saint Antoine. — Herpès localisé, le plus souvent, sur le trajet d'un nerf intercostal ou au visage, autour des yeux. Affection très douloureuse, qui s'accompagne d'une névralgie du nerf affecté ; série de plaques rouges semées de petits boutons blancs ; démangeaisons et cuisson violentes. A la fin du zona qui dure de 1 à 3 semaines, les vésicules se déssèchent et forment des croûtes qui tombent mais qui laissent des traces pendant près d'un an. Traitement : Poudrer les plaques avec amidon et oxyde de zinc mêlés en une poudre ; si la cuisson est trop violente, mettre une poudre inerte, du talc ; recouvrir d'un linge de toile. Traiter la névralgie. (1).

Urticaire. — Fréquente chez les arthritiques, les nerveux ; se produit le plus souvent après l'ingestion de poisson ou de viande peu frais. Des démangeaisons et des brûlures très vives accompagnent l'efflorescence de plaques roses, blanches au centre. Adopter, d'abord, un régime lacté, puis des viandes blanches, pas de poissons ou de coquillages. Lotions vinaigrées (1 cuillerée à soupe de vinaigre par verre d'eau) et chaudes. Poudrage avec une poudre inerte (talc, de préférence à l'amidon qui fermente).

---

(1). Pour le traitement des névralgies, le lecteur pourra consulter le volume « *Comment traiter les Douleurs, les Maladies Nerveuses* » qui a paru dans la Collection « Vie Pratique », envoyé franco contre 0 fr. 35 adressés aux Editions Pratiques et Documentaires, 46, rue d'Aboukir, Paris.

Masque de grossesse. — Tâches jaunâtres sur le visage, front, menton, joues.

Il disparaît seul, très souvent ; s'il est tenace on peut essayer, les lotions suivantes : sublimé, 50 cgr. ; sulfate de zinc, 3 gr. ; acétate de plomb, 2 gr. ; eau, 125 gr. (Dr Max-Albert Legrand).

Verrues, Poireaux. — On peut les étrangler en serrant un fil à leur base ; si elles ne tombent pas au bout de quelques jours, les faire toucher à l'acide azotique par le pharmacien qui prendra les précautions nécessaires pour ne pas brûler les tissus voisins.

Loupes. — Excroissances de chair, molles à la pression, gênantes, mais non douloureuses.

Si les applications que nous indiquons ne suffisent à les faire disparaître recourir au chirurgien. Les feuilles de ciguë hâchées et incorporées à du beurre et du sel, peuvent faire disparaître ces tumeurs, en applications répétées. Il en est de même de la racine de bryone cuite sous la cendre ou d'un mélange d'oignon, de cerfeuil, de marguerite des champs, cuit dans l'huile d'olive.

Goître. — Affection très fréquente dans certaines vallées des Pyrénées et des Alpes ; elle vient de l'eau prise en boisson et qui contient des éléments calcaires en surabondance.

Sous le menton, le cou se gonfle et peut arriver à prendre le volume d'une tête d'enfant ; la tumeur comprime le cou et peut empêcher la croissance, en même temps que nuire au développement de l'intelligence.

Poser sur le goître, chaque soir, des compresses trempées dans une décoction de tan (écorce de chêne) ou un mélange à parties égales de mie de pain, miel, suc d'ache. Boire journellement 2 ou 3 tasses d'une décoction de baies de genièvre additionnée de 4 à 5 gouttes de teinture d'iode.

Comment on peut soigner soi-même les « Poussées » d'humeur, les Petits Maux accidentels, les « Affections » des Pieds,

Les « Poussées » d'humeur : Les Abcès, comment les guérir par des remèdes simples ; les Furoncles ; les Panaris ; les Tumeurs.

Les Petits Maux accidentels : Précautions premières en cas d'accidents ; l'Insolation ; les Contusions ; les Coupures, premiers soins à donner ; les Écorchures ; les Piqûres d'Insectes ; les Brûlures, différentes formules d'onguents efficaces ; les Morsures ; les Entorses ; les Fractures ; les Gerçures : des lèvres, des mains, des seins.

Les « Affections » des Pieds ; Enflure, Fatigue ; Transpiration fétide ; pour éviter les ongles incarnés.

LES « POUSSÉES » D'HUMEUR

Abcès. — Amas de pus qui se forme dans l'épaisseur de nos organes ; peut être causé par la tuberculose ou le lymphatisme ; il se présente souvent alors sous forme d'abcès dit froid, qui se forme petit à petit sous un gonflement de peau, sans inflammation visible et sans douleur pour le patient. Seul le médecin peut le réduire.

Quand l'abcès a pour cause une déchirure, une piqûre, il peut être traité par les remèdes suivants, simples et d'une efficacité éprouvée :

1° Râpez une certaine quantité de racines d'oseille et ajoutez y parties égales de mie de pain et de savon blanc également râpé, mélangez le tout à de la crème fraîche, de manière à obtenir une pâte consistante. Employez en applications répétées sur les abcès en formation.

2° Mélangez intimement, une cuillerée de miel, une cuillerée de graisse de porc, une gousse d'ail pilée, un peu de levain et une pincée de sel. Ce mélange, auquel l'ail et le levain donnent des propriétés maturatives, est très efficace, on l'emploie, en applications souvent répétées.

3° Prenez : farine d'orobe, farine de lupin, farine de fève : 25 gr. de chacune ; faites cuire le tout dans une décoction de guimauve ; à la bouillie obtenue, incorporez : 25 gr. d'onguent basilicum. Posez sur l'abcès et renouvelez fréquemment l'application. Après ouverture des abcès, les bains émollients, les lavages fréquents avec des antiseptiques, hâtent beaucoup la guérison. Un mélange de beurre frais : 125 gr. ; cire épurée coupée en morceaux : 60 gr. ; huile de colza : une cuillerée, cuit à feu doux dans 2 verres de vin rouge, n'est pas moins efficace.

Abcès des seins. — Employer des fomentations émollientes, de mauve, de guimauve, de consoude, de bouillon blanc, de pépins de coings et les cataplasmes composés d'oseille cuite sous la cendre et incorporée à parties égales de saindoux et de levain de seigle. L'onguent formé de miel, vin rouge et jaunes d'œufs, n'est pas moins efficace.

Furoncles. — Ils viennent d'un mauvais fonctionnement de l'estomac ou de l'intestin ; quand ils se déclarent fréquemment chez un même sujet, ils constituent un des signes avant-coureurs du diabète. Des clous apparaissent sur la peau qui est rouge et tendue. Il faut hâter la maturation de ces clous, pour cela y appliquer des cataplasmes émollients : farine de lin, mauve et bourrache, fécule de pomme de terre ; quand on retire les cataplasmes, laver à l'eau boriquée chaude. Quand le furoncle est bien formé, on remplace les cataplasmes par des compresses trempées dans une solution d'acide phénique chaude et recouvertes de taffetas gommé. L'ouverture de l'abcès se fait alors spontanément, il ne reste plus qu'à appliquer des pansements antiseptiques. A l'intérieur prendre de la levure de bière (pour les grandes personnes 3 cuillerées par jour) dans de l'eau de Seltz ou de l'eau miellée.

Panaris (doigt blanc). — Inflammation des doigts, consécutive, la plupart du temps, à des piqûres, écor-

chures, coupures négligées ; gonflement du doigt avec
élancement jusque dans le bras, rougeur, puis quand
l'abcès est arrivé à maturité, doigt blanc.

Faire tremper longuement le doigt malade dans une
décoction très chaude de feuilles de fève, appliquer
ensuite un mélange de : extrait de fleurs d'arnica : 15 gr. ;
miel : 30 gr., ou une pommade, obtenue en faisant cuire,
dans un peu d'huile d'olive et d'eau de limaçons, un navet
et une racine de sceau de Salomon. Un onguent formé de
lys cuit sous la cendre et de levain, forme aussi un excellent maturatif. Les feuilles de belladone et de morelle noire
contuses calment la douleur occasionnée par les panaris.

Tumeurs. — Grosseurs, sous la peau ou à l'intérieur
du corps même ; sous leur forme bénigne, ce sont les
loupes, les kystes, les fibrômes ; leur forme maligne,
avec marche envahissante, est le cancer. Il n'appartient
pas au plan du présent ouvrage de faire une étude de ces
formes différentes, mais d'indiquer seulement ce qui peut
apporter au malade atteint un soulagement partiel, le
traitement complet étant du ressort du médecin. On se
trouvera bien des cataplasmes de racines d'oseille et
d'oignons de lys cuits sous la cendre et additionnés de
saindoux et de levain de seigle. Onctions avec un mélange
de vin de sauge et de beurre frais. Applications de sachets
contenant : fécule de pommes de terre : 250 gr. ; sulfate
de fer : 3 gr. ; chlorhydrate d'ammoniaque : 3 gr.

LES PETITS MAUX ACCIDENTELS

Quand il arrive un accident quelconque devant vous,
la première chose à faire, en attendant l'arrivée du
médecin est de mettre à jour la partie atteinte en coupant
le vêtement si les mouvements de flexion ou de torsion
font souffrir le blessé ; s'il y a plaie, procéder au lavage,
avec de l'eau bouillie si c'est possible, sans toucher la
plaie avec le morceau de linge ou de ouate qu'on emploie,
mais, en pressant ce morceau et en faisant couler l'eau
lentement pour enlever les malpropretés qui pourraient
produire de l'infection. S'il s'agit d'une fracture, veiller, en

transportant le malade, à ne pas faire effectuer un mouvement trop douloureux au membre atteint, et, pour cela, immobiliser à l'aide de morceaux de bois ou de planchettes.

Voici enfin deux formules de bons antiseptiques : Achetez chez un pharmacien : carbonate de magnésie, iodoforme, quinquina : 10 gr. de chaque. Ce mélange constitue un excellent antiseptique dans le traitement des plaies.

L'eau additionnée par litre, de 60 gr. d'alcool et de 1 gr. de sublimé, permet d'obtenir l'antiseptie complète de la peau, après un lavage, à l'eau tiède savonneuse.

Insolation. — Accident qui se produit, soit à la suite d'une station prolongée au soleil, soit à la suite d'un travail assidu dans une pièce à température élevée et le plus souvent quand on a bu de l'alcool ou du vin en abondance.

Elle peut être mortelle ; le plus souvent dans nos régions elle se présente sous la forme modérée : douleurs de tête, peau du visage très rouge, brûlante, vomissements, quelquefois syncope.

Traitement : Affusions d'eau froide sur le visage, le cou, la poitrine. Applications de sinapismes aux jambes, frictions énergiques sur les parties inférieures du corps ; donner au malade du thé léger, du café, une infusion de tilleul ; si les maux de tête sont violents, appliquer sur le front une pommade composée de : menthol, 1 gr. ; acide borique, 4 gr. ; oxyde de zinc, 8 gr. ; glycérolé d'amidon, 60 gr.

Contusions. — Ce sont des coups sans aucune plaie qui peuvent avoir été produits par une chute, par un serrage quelconque soit entre deux voitures, soit entre une voiture et un membre, etc.

Recourir aux compresses froides, additionnées d'alcool camphré ; poser, sur les régions atteintes, des cataplasmes préparés en faisant cuire dans du vin des feuilles d'ache, d'oseille et de persil hâchées. La partie souterraine du muguet, cuite sous la cendre et mélangée de saindoux forme un onguent très efficace contre les contusions.

Mais, dans le cas de contusions graves, par exemple s'il y a coliques très violentes avec des vomissements sanguinolents, ou, à la suite d'un coup à la tête, hémorragie nasale, buccale, faire appeler le médecin sans tarder.

Coupures. — Plaies faites par un instrument tranchant qui, la plupart du temps, est sale ; ne pas négliger les soins que nous indiquons, car une coupure non lavée peut entraîner le tétanos.

Bien laver la coupure, enlever les malpropretés qui pourraient s'y être déposées (comme nous l'indiquons pour le lavage des plaies) puis, appliquer sur la coupure en faisant ensuite un petit pansement : du blanc d'œuf additionné d'huile et de suc de pariétaire, ou une racine de consoude râpée. L'huile de noix cuite dans du vin n'est pas moins efficace. (C'est le baume du Bon Samaritain !).

Ecorchures. — Mélangez à de la graisse d'oie ,de poule, un oignon blanc cuit sous la cendre. Appliquez cet onguent sur les écorchures. Mélangez parties égales de gomme adragante, de tannin et d'alun et employez de la même façon. Cet astringent est souverain.

La pommade préparée en faisant cuire ensemble : beurre frais non salé, huile d'olive, cire blanche et eau de vie, parties égales, est très efficace contre les écorchures qui surviennent chez les personnes depuis longtemps alitées.

Piqûres d'insectes. — Faire grande attention aux piqûres faites par les grosses mouches bleues, qui peuvent inoculer le charbon ; faire saigner ; plusieurs applications de teinture d'iode. Pour les piqûres d'abeilles, de guêpes, la première chose à faire est de retirer le dard qui, le plus souvent, reste dans la plaie.

Laver la piqûre à l'eau chaude en la faisant saigner si possible, puis mettre sur la partie atteinte, une ou deux gouttes de perchlorure de fer, ou un mélange de : acide salycilique, 50 cgr. ; collodion, 5 gr. ; ammoniaque, 15 gr. ; Les lotions avec des tisanes aromatiques, thym, persil, romarin, suivies d'applications de liniment oléo-calcaire sont aussi employées avec succès. Dans les cas de piqûres venimeuses, appeler le médecin et en l'attendant appliquer sur la partie atteinte une ventouse ou opérer la succion de la plaie avec la bouche après lavage avec des antiseptiques.

Brûlures. — Il y a des degrés dans la gravité des brû-

ures : la peau peut être toute rouge, ou former des cloques
gonflées d'eau, ou s'étendre en profondeur et atteindre
parfois l'os, ayant détruit les tissus.

Il faut enlever les parties de vêtement qui pourraient
être sur la brûlure et, avec une aiguille flambée, percer
les cloques sans les arracher de façon à appliquer la peau
morte très soigneusement sur la chair la cloque étant
vidée. Les remèdes suivants sont très efficaces et à la
portée de tous : 1° tremper les parties brûlées dans du
lait et recouvrir ensuite de gelée de groseilles, d'huile
d'olive, mélangée de chaux, de pomme de terre râpée,
d'huile de lin ou de chenevis additionnée de un ou plusieurs blancs d'œufs. 2° La pâte formée de : eau, 1 verre ;
vinaigre, 1 cuillerée ; huile d'olive, 2 cuillerées ; blanc
d'Espagne, 2 cuillerées, n'est pas moins recommandable
et fait disparaître rapidement la douleur. 3° La décoction
d'acide picrique (1 pour 100) s'emploie aussi avec succès.
4° Chaque fois que les brûlures sont graves et profondes,
il faut, en attendant le médecin, donner au malade des
cordiaux et plonger les parties brûlées dans une solution
d'alun, additionnée, par décalitre, de 2 litres de lait caillé.

Morsures. — Selon l'animal qui a mordu : cheval
chien, chat, il y a un arrachement, une coupure, une
piqûre ; ne pas négliger de les laver, de les traiter à la
teinture d'iode, de les panser car une inoculation de la
rage, ou autre maladie, par la salive, est toujours possible.

Pour les morsures de vipères, la première chose à faire
est de serrer rapidement et fortement le membre mordu
au-dessus de la région mordue, avec un mouchoir roulé
ou une corde : puis, faire saigner et mettre le fer rouge.

Si le malade, malgré toutes ces précautions, est très
abattu, appeler au plus tôt le médecin qui fera une injec-
tion de sérum antivenimeux.

Entorse. Foulure. — A la suite d'un faux mouvement,
il peut arriver que les tendons et les nerfs d'une jointure
subissent un tiraillement ou un déchirement ; il y a
enflure en même temps qu'une très vive douleur se
manifeste ; le patient ne peut remuer sans souffrance

la partie foulée ; la cheville, le poignet, le genou, sont le plus souvent atteints. Dès que la foulure s'est produite, masser légèrement la partie foulée jusqu'à ce qu'elle s'échauffe, avec de l'huile camphrée ; répéter ce massage très souvent ; dans l'intervalle, poser des compresses d'eau blanche ou d'eau sédative ou d'eau salée si l'on n'a ni l'une ni l'autre des premières sous la main, l'essentiel est qu'il y ait constamment sur l'enflure des compresses humides, ne pas vouloir agir avant qu'on ne sente vraiment que l'articulation a retrouvé son élasticité ; maintenir constamment cette articulation avec une bande de toile qui la soutienne sans entraver la circulation du sang.

Fracture. — C'est la brisure des os, qui peut être accompagnée de plaies suppurantes, elle fait quelquefois moins souffrir sur le champ que l'entorse, elle est beaucoup plus grave.

Premiers soins. — Immobiliser le membre fracturé en le mettant sur une planchette bourrée de coton ou de feuilles, de mousse suivant le lieu où l'accident est arrivé, en maintenant le tout avec une bande quelconque. S'il y a plaie, la laver en enlevant, par un écoulement continu d'eau bouillie, à l'aide d'un coton pressé, les débris étrangers. Appeler le médecin qui fera ensuite le nécessaire.

Gerçures. — 1° *des lèvres.* Enduire fréquemment les lèvres gercées avec une décoction concentrée de pépins de coings et de racine de consoude dans de l'eau, ou bien employer une pommade composée de : cold-cream, 50 gr. ; tanin, 50 cgr. ; essence de citron quelques gouttes.

2° *Gerçures des mains.* Baigner fréquemment les mains gercées dans une décoction de céleri chaude, puis frotter avec un mélange de glycérine et d'eau de roses, 50 gr. de chaque, additionné de 50 cgr. de tanin. On peut recommander aussi la pommade composée de : Lanoline, 60 gr. ; salol, 2 gr. ; huile d'olive, 2 gr. ; menthol, 1 gr.

3° *Gerçures des seins.* On emploie avec succès contre les crevasses des seins, une pommade contenant : huile de lin, 20 gr. ; glycérine, 10 gr. ; cire jaune, 10 gr. ; teinture de benjoin, 5 gr., ou les applications d'albumine (blanc d'œuf). La dissolution de permanganate de potasse (2 à 5 gr. par litre), n'est pas moins efficace.

LES « AFFECTIONS » DES PIEDS

1° *Enflure des pieds.* — Baigner les pieds dans une décoction salée de fleur de sureau. Appliquer ensuite un cataplasme formé de lie de vin, de farine de froment et d'huile de chenevis (parties égales).

2° *Pieds sensibles.* — Onctions fréquentes avec un mélange de suc de rue et d'huile d'olive ou bain dans une solution d'extrait de saturne.

3° *Pieds fatigués.* — Bains dans une décoction d'armoise additionnée d'eau-de-vie, ou dans une décoction salée de feuilles de noyer. La pommade renfermant : 2 jaunes d'œufs ; 2 cuillerées d'huile d'amandes ; une cuillerée de rhum ; 1 cuillerée de teinture de bergamote, s'emploie avec succès, à la suite de ces bains.

4° *Transpiration fétide des pieds.* — Baigner les pieds matin et soir dans une décoction salée de feuilles de noyer ou dans une solution de formol, mettre dans les bas une pincée d'acide tartrique ou un mélange de : talc, 6 gr. ; acide salycilique, 1 gr. ; thymol, 20 cgr. Les applications d'amidon, 50 gr. ; talc, 15 gr. ; alun, 5 gr. ; ne sont pas moins recommandables.

Ongle incarné. — Cette infirmité passagère tient le plus souvent au port de chaussures trop étroites où les orteils sont comprimés de telle sorte que l'ongle entre dans la chair. Pour éviter cette affection, qui peut devenir grave et nécessiter une opération, avoir soin tout d'abord en taillant les ongles des orteils, de ne pas les couper dans les coins, mais de leur donner une forme carrée. Dès qu'on s'aperçoit que l'ongle commence à entrer dans la chair, introduire entre l'ongle et la chair un peu d'ouate qu'on a trempé dans la teinture d'iode, renouveler ce petit tampon isolateur. Les bains de pieds avec de l'eau chaude additionnée de carbonate doivent être fréquents. S'il y a suppuration, bains chauds à l'eau boriquée.

Fontenay-aux-Roses. — Imprimerie L. BELLENAND. — 26.331.

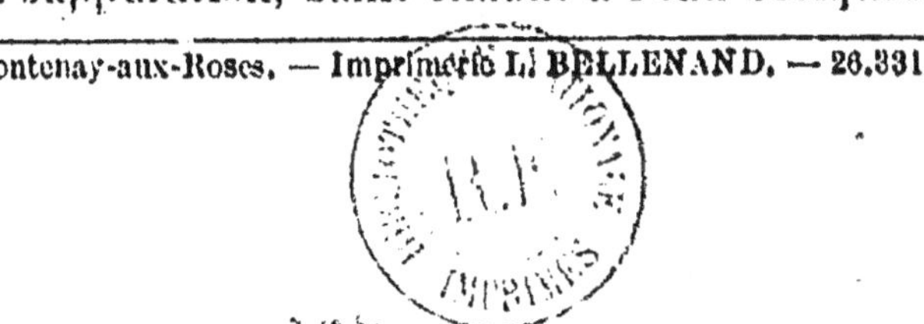

Fontenay-aux-Roses. — Imprimerie L. BELLENAND. — 26 331.